LE CAUCASE

ET

SES EAUX MINÉRALES.

MÉMOIRE

LU A L'ACADÉMIE DES SCIENCES

(INSTITUT DE FRANCE)

(Séance du 29 mai 1876)

PAR M. JULES FRANÇOIS,

INSPECTEUR GÉNÉRAL DES MINES.

PARIS,

GAUTHIER-VILLARS, IMPRIMEUR-LIBRAIRE

DU BUREAU DES LONGITUDES, DE L'ÉCOLE POLYTECHNIQUE,

SUCCESSEUR DE MALLET-BACHELIER,

Quai des Augustins, 55.

1876

LE CAUCASE

ET

SES EAUX MINÉRALES.

LE CAUCASE

ET

SES EAUX MINÉRALES.

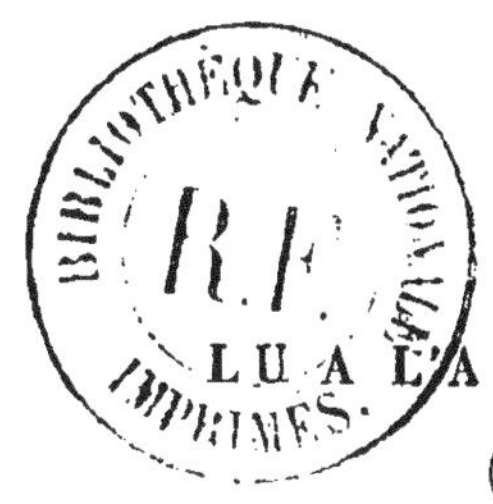

MÉMOIRE

LU A L'ACADÉMIE DES SCIENCES

(INSTITUT DE FRANCE)

(Séance du 29 mai 1876)

PAR M. JULES FRANÇOIS,

INSPECTEUR GÉNÉRAL DES MINES.

PARIS,

GAUTHIER-VILLARS, IMPRIMEUR-LIBRAIRE

DU BUREAU DES LONGITUDES, DE L'ÉCOLE POLYTECHNIQUE,

SUCCESSEUR DE MALLET-BACHELIER,

Quai des Augustins, 55.

1876

LE CAUCASE

ET

SES EAUX MINÉRALES.

Structure géologique du Caucase.

L'axe de structure de la chaîne du Caucase qui, de la mer d'Azof, s'étend jusqu'à la Caspienne, sous les eaux de laquelle elle s'allonge et se perd, est très-tourmenté, ainsi que cela résulte des études de MM. Murchison, Abich, Vernel et Gelmersen et de mes propres observations. Sa direction moyenne est O. 20° 30′ N.

Les couches de la craie (C^1 et C^2), du gault, du néocomien, du jurassique et du lias, qui composent la série des terrains néozoïques de la chaîne, émergent, sous une inclinaison marquée, des formations tertiaires et quaternaires de la steppe et forment les premiers chaînons et contre-forts des deux versants. Ces couches encadrent les puissantes assises de l'étage dévonien qui, des bords de la Caspienne jusqu'au méridien d'Ekatherinodar, constituent les massifs de la haute chaîne et marquent l'ensemble des terrains paléozoïques du Caucase. Elles y sont représentées par des calcaires et des schistes variés, souvent cristallins et profondément modifiés au voisinage des roches cristallines et éruptives qui s'y sont fait jour par massifs et par dykes très-nombreux.

Ces roches, outre le granite, la pegmatite, le gneiss, la syénite et la protogyne, comprennent des porphyres, mélaphyres, serpentines, diorites, amphiboles et trapps, ainsi que des trachytes, des basaltes et des laves. On les rencontre également en massifs et en dykes dans les terrains néozoïques qui sont indiqués plus haut et dans les formations tertiaires de la steppe sous-caucasique, à de très-grandes distances de l'axe central. (*Voir* mon *Mémoire sur la genèse des eaux minérales et des émanations salines des groupes du nord du Caucase.*)

Cette circonstance est la cause la plus accusée des dislocations profondes que l'on y rencontre. C'est à elle que l'on doit rapporter l'existence de chaînons de montagnes, en forme de parallélépipèdes rectangulaires droits, dont les gigantesques abruptes présentent des perspectives d'étrange aspect, comme j'en ai observé dans la haute vallée de la Kouma.

Cette particularité paraît être propre aux massifs montagneux taillés dans les terrains néozoïques, surtout dans les formations crayeuses, néocomiennes et oxfordiennes, si développées au nord et à l'ouest de l'Elbrouz et dans le Daghestan. Les contre-forts, en damiers rectangulaires, sont d'un accès très-difficile. Ils ont beaucoup contribué à rendre meurtrière et à prolonger la résistance des Tcherkesses dans la lutte si opiniâtre qu'ils ont soutenue contre les armées Impériales. Cette résistance, qui n'a de comparable que la solidité du soldat russe, se traduisait par des surprises, des massacres et des rapts, par le détournement des cours d'eau et par la suppression des sources. Elle a fini par la prise de Schamyl et par le grand exode Abasien (1).

---

(1) J'ai cité l'exode Abasien de 1862-1863, qui pèse, comme le souvenir pénible d'un grand désastre, à la fois sur les peuplades du Caucase occidental et sur certains esprits politiques, qui comprennent que la vérité reste encore altérée sur ce fait de l'histoire contemporaine de la Russie.

Dans la mission que je viens d'accomplir au Caucase, pour le compte du Gouvernement Impérial Russe, nous avons reçu, mon fils et moi, un accueil

Je reviens à la structure de la chaîne caucasique. Après le granite et les roches cristallines, le trachyte a joué un rôle de premier ordre dans les époques géologiques de la partie centrale de la chaîne.

C'est, en effet, au milieu d'accidents trachytiques gigantesques que l'on trouve les grands massifs de l'Elbrouz (5997 mètres) et du Kasbek (5480 mètres), qui ont si profondément affecté l'allure du versant nord de la chaîne. L'action éruptive de ces grandes masses a déterminé les expansions latérales à la chaîne, si accusée dans la Kabarda et le Daghestan.

Ces expansions, étudiées par M. Abich, se sont produites suivant des axes N.-S. et N.-N.-E. de grande fracture, qui ont commandé le relief général de la contrée et l'orographie de la steppe sous-caucasique. C'est à elles, en effet, que l'on doit reporter le partage des eaux entre la mer Noire et la mer Caspienne, rejetant à l'est le Therek et à l'ouest le Kouban, qui, avec ses paquets d'affluents parallèles, fait fonction au nord-ouest, comme la Koura au sud-est, de grand collecteur de la chaîne centrale.

Je ne saurais ici passer sous silence les analogies, ou plutôt les identités orographiques du Caucase et de nos Pyrénées, dont les axes de structure générale sont sensiblement les mêmes. Afin de faire ressortir ces analogies, j'ai joint à ce Mémoire les cartes orographiques des deux chaînes.

---

cordial de la part de quelques hommes distingués qui souffrent encore des attaques non fondées dont cet exode a été l'occasion contre la Nationalité Russe et contre son Gouvernement.

Je ne saurais mieux me libérer envers eux qu'en affirmant ici que ce Gouvernement a tout tenté, tout fait et tout offert pour éviter ce désastre, et qu'en présence de l'idée religieuse exaltée à dessein par des prédications émanant du dehors il n'a pu, à son regret, conjurer le mal.

Genèse et répartition des eaux minérales et des émanations salines.

Ces notions sur la structure générale du Caucase étant établies, je passe à la genèse et à la répartition des émanations hydrominérales et salines de la chaîne.

Il n'est pas possible d'arrêter son attention sur les axes de grande fracture qui recoupent, sur le versant nord, les expansions latérales du Daghestan, du nord et de l'ouest de l'Elbrouz, sans y voir les grands axes aquifères qui ont donné les sources minérales du Daghestan; celles du groupe de Groznaïa, au nord-ouest de Vladikavkaz; celles des groupes du nord de l'Elbrouz (Piatigorsk, Geleznovodsk, Essentuky, Karras, Koumagorsk, Kisslovodsk), ainsi que celles du groupe situé au S.-S.-E. d'Ekatherinodar.

L'ensemble de ces sources se rapporte aux mêmes causes génésiques, surtout si l'on tient compte des analogies de composition des différentes émanations hydrominérales qui forment ces groupes. Pour plus de développement, je renvoie à mon *Mémoire sur la genèse des eaux minérales et des émanations salines des groupes du Nord-Caucase,* dans lequel (pages 6 à 13) on voit ces groupes, envisagés au point de vue génésique le plus général, porter les traces manifestes de rapports avec les alignements géologiques du mont Viso, des Alpes principales, des Alpes occidentales, des Pyrénées (après l'éocène) et du Ténare (quaternaire.)

Les sources, ou émanations hydrominérales, qui composent les groupes du Nord-Caucase sont des sulfureuses sodiques, des hydrosulfurées acidules alcalines; des bicarbonatées ferrugineuses acidules; des chlorosulfatées sodiques et magnésiennes acidules, avec ou sans brome et iode. Leur température varie de 10 à 62 degrés C.

Quant au versant sud, outre les groupes exploités

d'Abaz-Touman, de Borghom et de Tiflis, il renferme, dans l'Iméréthie, de nombreuses sources minérales, notamment des sulfureuses, des ferrugineuses acidules et des chlorosulfatées sodiques et magnésiennes.

Enfin, aux pointes est et ouest de la chaîne, on rencontre, dans le Bas-Kouban, et surtout sur le littoral de Bakou, des naphtes et des volcans de boue. Les huiles minérales du groupe hydrocarburé de Bakou seront un jour la matière d'un grand trafic vers l'Occident, quand on aura ouvert le railway de Bakou à Tiflis et rectifié celui de Tiflis à Poti, et surtout quand on aura réouvert la saignée de jonction, entre les mers d'Azof et Caspienne, qui, avec le canal projeté de l'Amou-Daria, est bien la véritable solution de la grande voie maritime entre l'Asie centrale et notre Occident.

Dans la partie centrale de la chaîne, il y a peu de vallées, même secondaires, qui ne renferment pas des eaux minérales. La nomenclature dressée par M. le général Joseph Chodsko, avec les additions récentes, ne comprend pas moins de 600 sources minérales diverses.

Au point de vue génésique, le plus grand nombre de ces sources est lié de position aux massifs cristallins et aux dykes éruptifs qui en sont à la fois les congénères et les émissaires, ainsi qu'à leurs lignes, ou axes de fracture. Les sulfureuses se rapportent au granite, à la pegmatite et à certains trachytes; les acidules ferrugineuses sont liées de position aux dykes volcaniques proprement dits, ou aux lignes de fracture et de cassure qui en dépendent; tandis que les chlorosulfatées se rapportent aux massifs et dykes de trachyte porphyroïde quartzifère, ou à leurs axes de fracture.

L'action génésique la plus accentuée est celle de la période trachytique à laquelle se rapportent les émanations chorosulfatées hydrominérales et salines. Ces dernières émanations salines se montrent notamment aux groupes

Nord-Caucase, auxquels elles ont imprimé le caractère chlorosulfaté sodique et magnésien, qui se témoigne par la présence de sources et de lacs amers. On les rencontre principalement dans les zones ou bancs de gypse dont les cristaux lancéolés et bacillaires sont répandus en grand nombre et intercalés dans la pâte même des roches tertiaires et crétacées qu'elles ont profondément métamorphisées.

Historique de l'exploitation des eaux minérales.

Les populations tcherkesses ont fait depuis longtemps usage médical des eaux minérales. Elles se baignaient dans des excavations rectangulaires creusées dans le sol. A Piatigorsk, près de la fente Varvatzieff et près des bains Kalmystki, il existe encore des traces de ces excavations. Ce mode élémentaire continua pendant la conquête jusqu'au commencement du siècle. (*Voir* les relations de Pallas, de Klaport, de Haas et d'autres explorateurs.)

En 1790, au groupe Piatigorsk, les malades se baignaient sous le feu de l'ennemi. Ils habitaient le fort Constantinogorsk et fréquentaient les sources voisines, sous la garde de forts détachements de troupes.

Vers 1805, la conquête ayant dépassé les lignes de la Kouma et du Podkoumok, la cure minérale, devenue plus facile et plus sûre, se fit sous la protection d'une tribu de kalmouks nomades du bas-Volga, qui entretenait près des sources un certain nombre de tentes, ou *kibitkas*, à l'usage des malades.

Les premiers bains furent construits dans la vallée de Goriatchevodsk (aujourd'hui Piatigorsk) par les généraux Obresskoff et Ermoloff (1811 à 1819). Bientôt on y joignit le bain Alexandro-Nicolaievski (1824); puis (de 1830 à 1855), sous la lieutenance des généraux Emmanuel, Weliaminoff, Vorontzoff et Bariatinski, on construisit successivement les galeries Mikhailovski et Elizabeth, le bain tiède sulfureux, etc.

A Geleznovodsk, on construisait les bains dits n° 1, les bains Kalmytzki, Mouravievski, Bariatinski. Plus tard, sous la lieutenance actuelle du Grand-Duc Michel, on créait la buvette qui porte son nom.

A Kislovodsk, le prince Vorontzoff (1832 à 1848) créait la belle station de Kisslovodsk (galerie et bain du Narzan, hôtel, parc et casino).

C'est à cette période que se rattache la visite faite, en 1837, par l'empereur Nicolas Ier, lorsqu'il vint prendre part à la lutte contre les Tcherkesses. Nicolas Ier s'intéressa aux groupes; il les dota généreusement d'un fonds annuel pour l'exécution de travaux d'amélioration.

A Piatigorsk, il choisit pour l'armée (je l'ai appris plus tard) l'emplacement que j'ai indiqué pour l'assiette d'une grande station thermale militaire dans les proportions de celle d'Amélie-les-Bains (Pyrénées-Orientales).

A ce propos, il convient de citer la proposition que j'ai faite au Gouvernement impérial de la création, au groupe de Grosnaïa, d'une station centrale pour les armées de terre et de mer et pour l'assistance des classes indigentes. (*Voir* le *Compte rendu de ma mission et les procès-verbaux des séances de la Commission technique attachée à la mission.*) Le fonds d'assistance, créé par l'impératrice Catherine II, rend l'organisation de l'Assistance publique aux eaux minérales bien plus facile dans l'Empire Russe qu'elle ne l'est en France.

C'est également dans cet ordre d'idées que j'ai conseillé au Gouvernement Impérial l'envoi en France d'un officier supérieur du Génie chargé de visiter nos stations thermales civiles et militaires.

L'empereur régnant a continué l'œuvre de son père et des généraux de la conquête du Caucase.

Assisté par son frère le Grand-Duc Michel, Alexandre II a décrété et ouvert la voie ferrée qui relie actuellement le Caucase au réseau de l'Empire. Il a compris que la fréquentation des eaux minérales, aidée par le railway, hâterait le peuplement de la steppe et la mise en valeur des ressources remarquables de cette vaste contrée.

État précaire des sources en 1874.

Pendant la conquête du Caucase, on s'était occupé fort peu du captage des sources minérales; aussi le plus grand nombre de ces sources était dans un état précaire et réclamait de promptes mesures de conservation. La nécessité de faire cesser cet état de choses décida le Gouvernement Russe à me confier la mission que j'ai accomplie au Caucase avec le concours de mon fils, et avec l'aide du maître-mineur Ferréol et du chef sondeur Beaugé.

En août 1874, lorsque nous sommes arrivés au Caucase, à Piatigorsk, le grand bain Alexandro-Nicolaievski n'avait presque plus d'eau alimentaire, la grande source Alexandrovsky ayant disparu dans les assises inférieures de son travertin, il ne restait que la petite source Ermolovsky. A Geleznovodsk et à Essentuky, les sources, depuis longtemps délaissées, étaient devenues insuffisantes.

Enfin à Kissolovodsk, le magnifique bouillon du Narzan fléchissait sur son émergence et manquait de solidité, à ce point qu'il m'a paru impossible d'en relever le niveau d'emploi, pour améliorer le service balnéaire, sans en avoir préalablement assuré le régime par un travail à la sonde.

Tel était l'état des sources à notre arrivée au Caucase sur les groupes.

Je demande à l'Académie la permission de compléter cet exposé historique par l'indication rapide des résultats déjà acquis, avant notre retour en France, par cette mission qui, aux termes de notre traité avec le Gouvernement Russe, devait se borner à l'étude et à l'indication de l'ensemble des mesures à prendre pour améliorer l'exploitation des groupes.

Pendant le cours de la mission, j'ai été régulièrement invité, au nom de l'Administration Supérieure de l'Empire, et autorisé par mon Gouvernement, à en prolonger la durée, afin d'exécuter des spécimens de travaux définitifs, qui pussent servir de types, pour l'exécution des indications qui figurent au *Compte rendu général ou programme de ma mission.*

Travaux exécutés sur les sources pendant la mission; leurs résultats.

Les travaux que j'ai exécutés ainsi, avec une rapidité insolite et même dangereuse en de tels ouvrages, consistent, à Piatigorsk (sources hydrosulfurées et hyposulfitées sodiques acidules) :

1° En une galerie dans le travertin des sources Ermolovsky et Alexandrovsky en recoupement du prolongement ouest de la grande fente ou crevasse Varvatzieff. Le débit journalier de ces deux sources, qui était de 34 500 litres par vingt-quatre heures, au début de la recherche, s'est élevé en mars 1875 à 1 062 720 litres;

2° En deux autres galeries ouvertes, après exploration préalable, à la sape et à la tranchée étagée et à gradins, dans les schistes miocènes métamorphiques des sources Mikailovsky et Tovievsky, qui en avaient, à l'époque de notre départ pour la France, élevé le débit de 3930 litres à 230 180 litres par vingt-quatre heures.

A Essentuky (sources chlorosulfatées sodiques acidules avec brome et iode), des ouvrages en tranchée droite et à gradins et des galeries souterraines avaient, à notre départ, élevé de 2700 à 7220 litres le débit journalier des buvettes n° 17 et n° 18. L'eau du n° 17 est déjà célèbre en Russie, où elle rivalise avec les eaux de Karlsbaden, Kissingen, Marienbaden. Ces ouvrages, quoique nombreux et importants, ne sont autres que des ouvrages de reconnaissance (*voir* le *Programme ou compte rendu général de ma mission*); ils doivent être poursuivis, mais avec une grande prudence.

A Geleznovodsk (sources bicarbonatées ferrugineuses alcalino-calcaires), trois percements de niveau ouverts sur les indications données par des ouvrages en sape droite, par des tranchées à gradins et par plusieurs coups de sonde foncés sur les sources, avaient, à mon départ, élevé le débit journalier de 426 800 à 904 280 litres.

D'où résulte, pour les trois groupes susnommés, un accroissement journalier total de 467930 à 2204400 litres sans compter l'avenir.

A Kisslovodsk (sources bicarbonatées ferrugineuses calcaréo-sodiques acidules), j'ai arrêté les plans des travaux définitifs qui assureront et relèveront le Narzan (*voir* le *Compte rendu ou programme général de ma mission*). En outre, j'ai fait le projet et dirigé l'assiette d'un bain de lame sur le ruisseau de la vallée de la Berezovka, dans le parc Vorontzoff (1).

Mes excursions dans les steppes voisines de la Kouma m'ont conduit à la constatation de sulfureuses sodiques, analogues à celles des Pyrénées, à Koumagorsk, et de chlorosulfatées sodiques et magnésiennes, à la colonie allemande de Karras, à Lissagorsk et à Kirikily. Ces sources sont re-

---

(1) Nous avons éprouvé de grandes difficultés pour exécuter, en pleine steppe, ces travaux tout spéciaux de l'art des mines appliqué à l'hydrologie souterraine. La main-d'œuvre était composée des éléments les plus divers. C'étaient, d'une part, les sapeurs du génie de l'armée du Caucase, d'autre part, des maçons Persans de Tauris, des terrassiers Arméniens et des Grecs du Kurdistan, qu'il nous a fallu habituer au maniement des outils des mineurs de l'Occident.

marquables sous le rapport de la composition, de l'abondance et de la diversité. A Koumagorsk, c'est Luchon que l'on retrouve dans la steppe sous-Caucasique ; à Lissagorsk et à Karras, c'est Pullna et Sedlitz.

Résumé.

Ainsi, sur un espace restreint de 30 à 45 kilomètres d'écart, les quatre groupes du Nord-Caucase, y compris les groupes nouveaux désignés ci-dessus, présentent, dans leur ensemble, les analogies les plus remarquables avec les eaux magistrales de l'Europe occidentale (Vichy, Vals, Luchon, Spa, Schwalbach, Aix-la-Chapelle, Kissingen, Marienbaden, etc.)

De telles ressources, qui d'ailleurs peuvent être notablement augmentées, mettent la Russie en mesure de réaliser, quand elle le voudra, le projet, depuis longtemps médité et poursuivi par son Gouvernement, de prendre un rang considérable dans l'exploitation hydrominérale et d'élever cette exploitation à la hauteur d'une institution publique.

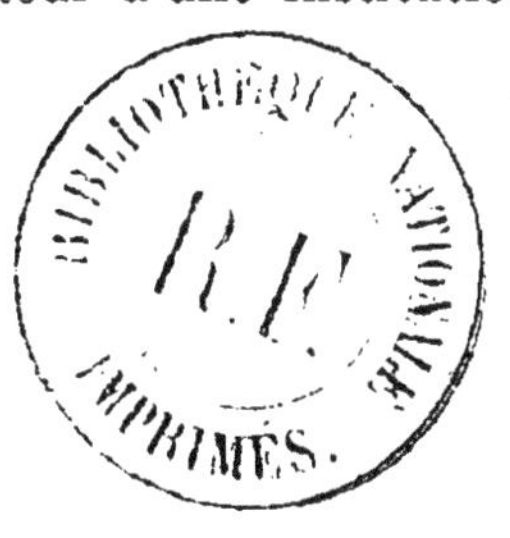

2930 Paris. — Imprimerie de GAUTHIER-VILLARS, quai des Augustins, 55.

www.ingramcontent.com/pod-product-compliance
Ingram Content Group UK Ltd.
Pitfield, Milton Keynes, MK11 3LW, UK
UKHW020457220726
13923UKWH00006B/2603

9 782019 258559